单孔胸腔镜

AME 外科系列图书 003

肺切除术视频集

主　编：范军强　沈　钢　柴　瑩

副主编：姚　杰　常志博　王　琪

中南大學出版社
www.csupress.com.cn

AME
Publishing Company

图书在版编目（CIP）数据

单孔胸腔镜肺切除术视频集/范军强，沈钢，柴瑾主编. —长沙：中南大学出版社，2017.4

ISBN 978 - 7 - 5487 - 2767 - 5

Ⅰ.①单　Ⅱ.①范…　②沈…　③柴…　Ⅲ.①胸腔镜检—应用—肺疾病—胸腔外科手术—图集　Ⅳ.①R655.3-64

中国版本图书馆CIP数据核字(2017)第078236号

AME 外科系列图书 003

单孔胸腔镜肺切除术视频集

DAN KONG XIONG QIANG JING FEI QIE CHU SHU SHI PIN JI

范军强　沈钢　柴瑾　主编

□丛书策划　郑　杰　汪道远　李　媚

□责任编辑　平静波

□责任校对　石曼婷

□责任印制　易红卫　谢础圆

□版式设计　林子钰　胡晓艳

□出版发行　中南大学出版社

社址：长沙市麓山南路

邮编：410083

发行科电话：0731-88876770

传真：0731-88710482

□策 划 方　AME Publishing Company 易研出版公司

地址：香港沙田石门京瑞广场一期，16 楼 C

网址：www.amegroups.com

□印　　装　天意有福科技股份有限公司

□开　　本　720×1000　1/16　□印张 4.5　□字数 42 千字　□插页 6

□书　　号　ISBN 978 - 7 - 5487 - 2767 - 5

□版　　次　2017 年 4 月第 1 版　□ 2017 年 4 月第 1 次印刷

□定　　价　85.00 元

主编介绍

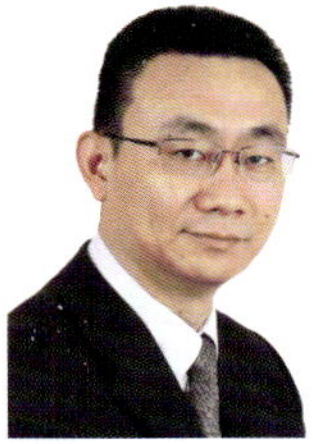

范军强，博士（Ph.D & M.D），副主任医师

浙江大学医学院附属第二医院胸外科副主任，国际肺癌研究协会（IASLC）会员，中国医师协会胸外科分会（CATS）会员，浙江省医学会胸心外科学分会胸腔镜学组委员，中国肿瘤防治联盟浙江省联盟（ZUCOM）食管癌专业委员会副主任委员、肺癌专业委员会委员。

2013年底开始开展单孔胸腔镜手术，积累的单孔胸腔镜手术病例达1200例。

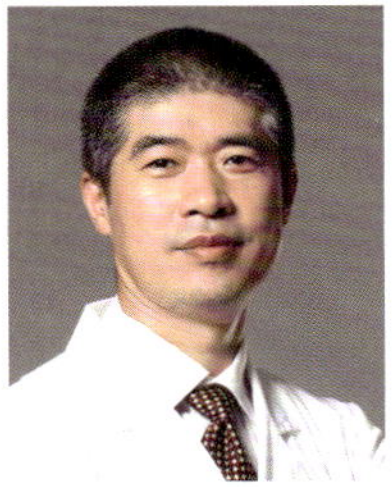

沈钢，主任医师

浙江大学医学院附属第二医院肺癌诊治中心副主任，胸外科病区副主任，中国医师协会胸外科分会青年委员，任JTD section editor， UpTo Date临床顾问中文版翻译专家。

对胸外科各种疾病的诊断和治疗有丰富的经验，擅长肺癌、食管癌、纵隔肿瘤、重症肌无力等的治疗，特别擅长于胸外科疾病的微创手术治疗，如胸腔镜下肺癌根治术、胸腺以及纵隔肿瘤切除术、微创食管癌根治术等。

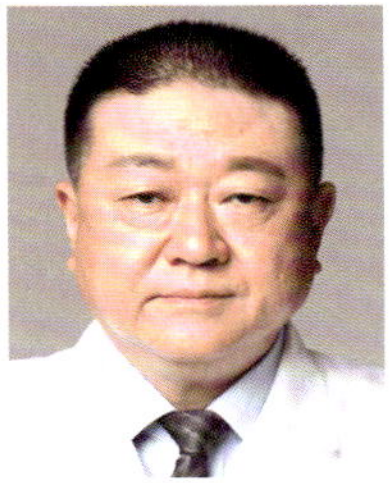

柴瑩，博士生导师，主任医师，教授

浙江大学医学院附属第二医院胸外科主任，浙江大学医学院附属第二医院肺癌中心主任，浙江大学胸心外科学教育委员会副主任，中国医师协会胸外科分会常委，全国胸部创伤外科专家委员会副主任委员，浙江省医学会胸心血管外科分会副主任委员，浙江省医师协会胸外科分会副会长，浙江省抗癌协会肺癌专业委员会副主任委员，浙江省中西医结合学会肿瘤专委会副主任委员。

编委

主编：

范军强

博士，副主任医师，浙江大学医学院附属第二医院胸外科

沈钢

主任医师，浙江大学医学院附属第二医院胸外科

柴瑩

主任医师、教授、博士生导师，浙江大学医学院附属第二医院胸外科

副主编：

姚杰

博士，主治医师，浙江大学医学院附属第二医院胸外科

常志博

博士，主治医师，浙江大学医学院附属第二医院胸外科

王琪

硕士，主治医师，浙江大学医学院附属第二医院胸外科

AME 外科系列图书序言

我们AME旗下的心胸外科杂志*Annals of Cardiothoracic Surgery*有一位来自美国罗切斯特(Rochester)的作者，他是个左撇子。在进入外科学习的初始阶段，他遇到了很大障碍，例如，术中使用剪刀和完成打结动作时，他的动作都与教科书上要求的动作相反，于是在手术台上经常“挨老师打”。

后来，他将自己的这段经历和经验总结成文，并发表在一本期刊上，希望能够帮助到与自己“同命相连”的其他外科医生。出乎意料的是，那篇文章发表之后，无数外科医生给他发邮件，向他请教和探讨左撇子医生应该如何接受外科培训，等等。后来，他认识了*Annals of Cardiothoracic Surgery*的主编Tristan D. Yan教授，恰好Tristan也是一位左撇子医生。Tristan鼓励他去做一名心脏外科医生，因为在心脏外科手术中，有一些步骤需要使用左手去完成缝合等动作。Tristan的观点是，外科医生最好左右手都训练好。

前段时间，我陪女儿第一天去幼儿园报到的时候，与幼儿园老师聊了一会，最后，老师问我们家长，有哪些需要注意的地方。我特地交待老师，千万不要将我女儿的用手习惯“矫正”了，让她保持自己的左撇子。老师很惊讶地问我为什么。

2013年12月7日，我们在南通大学附属医院举办了第二届AME学术沙龙，晚餐之后，上海市中山医院胸外科沈亚星医生带领我们几位学术沙龙委员去他的房间喝茶。酒店的电梯位于中间，出了电梯，先向左，再向左，再向左，再向左，然后，到了他的房间门口。我们一群人虽然被绕晕了，但是，还是有点清醒地发现他的房间其实就在电梯口的斜对面，顿时，哈哈大笑。他第一次进房间的时候，就是沿着这个路线走的，所以，第二次他带我们走同样的路。亚旻说，其实，这就是“典型的”外科医生！

每一步手术步骤，每个手术动作，都是老师手把手带出来的，所以，很多外科医生喜欢亲切地称呼自己的老师为“师傅”。

如何才能成为一位手术大师？除了自身的悟性和勤奋之外，师傅的传授和教导应该是一个很重要的因素。犹如武林世界，各大门派，自成体系，各有优劣，这是一个不争的事实，外科界亦是如此。

于是，对于一位年轻的外科医生而言，博采众家之长，取其精华，去其糟粕，显得尤为重要。所以我们策划出版了这个系列的图书，想将国内外优秀外科团队的手术技艺、哲学思考和一些有趣的人文故事，一一传递给读者，希望能够对外科医生有一点启发和帮助。是为序。

汪道远

AME出版社社长

目　录

第一章　右上肺袖状切除术

病史

- 患者，男，63岁
- 因“咳嗽咳痰10余天”入院
- 术前纤维支气管镜：右上叶开口新生物(图1)
- 术前病理诊断：鳞状细胞癌

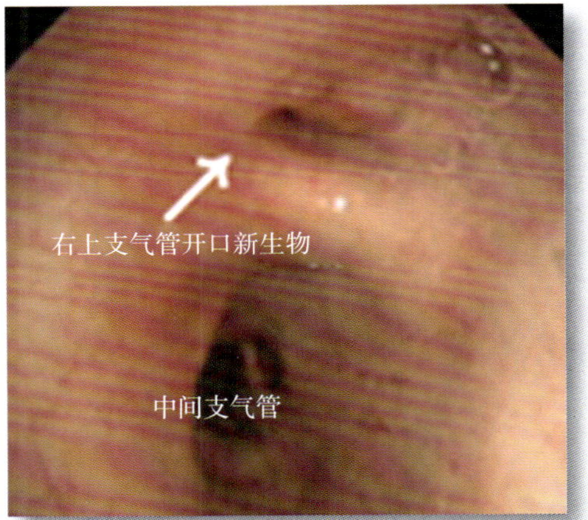

图1　支气管镜提示右上肺开口新生物

术后病理(T2aN0M0，两处病灶)

- (肺) 两处肿瘤，一灶为鳞状细胞癌，中分化，大小约为1.7 cm×0.7 cm，支气管切缘阴性；另一灶为神经内分泌肿瘤，G3，直径为0.9 cm
- (第2，4组淋巴结) 0/13枚阳性
- (第3组淋巴结) 0/1枚阳性
- (第7组淋巴结) 0/9枚阳性
- (第9组淋巴结) 少量肺组织，未见淋巴结
- (第10组淋巴结) 0/4枚阳性
- (第11组淋巴结) 0/4枚阳性
- (第12组淋巴结) 4枚淋巴结中有2枚内见转移性神经内分泌肿瘤，免疫组化结果：TTF-1(+ ，CK5/6(-)，CK7(弱+)，P63(-)，CgA(-)，CD56(+)，Ki-67(20%)，Syn(+)
- (第13组淋巴结) 0/2枚阳性
- (第14组淋巴结) 0/1枚阳性

术前CT (图2，图3)

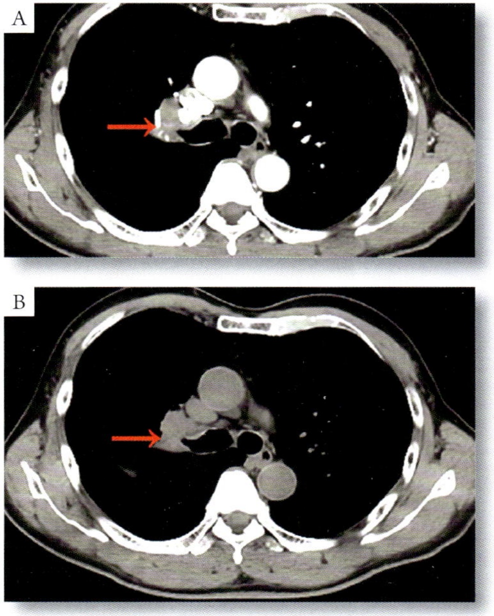

图2　右上肺肺门支气管开口处肿块

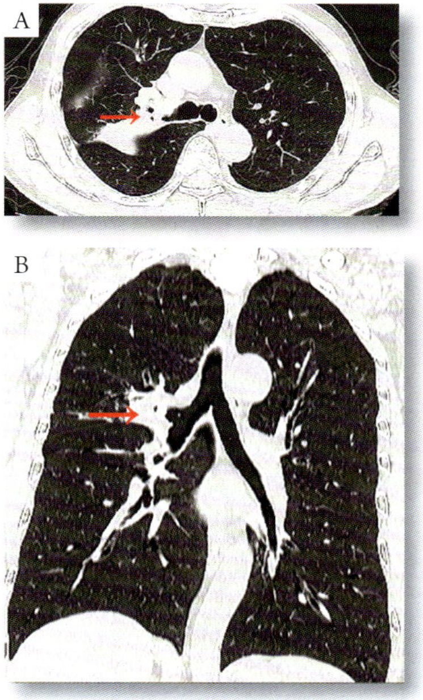

图3　右上肺肺门处肿块

单孔胸腔镜肺切除术视频集 AME Publishing Company

右上肺袖状切除术

http://ofjrm9t4r.bkt.clouddn.com/fjq-ysfx.mp4

扫码在线观看手术视频

第二章　右肺中下叶袖状切除术

病史

- 患者，男，65岁
- 因“咳嗽半年余，痰中带血1个月”入院
- 纤维支气管镜：右中间支气管开口处新生物
- 术前病理诊断：右中间支气管鳞状细胞癌

术后病理(T2aN2M0)

- 病理诊断：(右中下肺) 恶性肿瘤部分呈鳞状分化，大小为3 cm × 2 cm，肿瘤侵犯支气管软骨及神经
- (右主支气管切缘) 阴性
- (右上支气管切缘) 阴性
- (第2、4组淋巴结) 0/12枚阳性
- (第3组淋巴结) 1/3枚阳性
- (第7组淋巴结) 3/8枚阳性
- (第10组淋巴结) 1/4枚阳性
- (第11组淋巴结) 1/5枚阳性
- (第12组淋巴结) 0/2枚阳性
- (第13组淋巴结) 0/2枚阳性
- (第14组淋巴结) 0/3枚阳性

术前CT(图4)

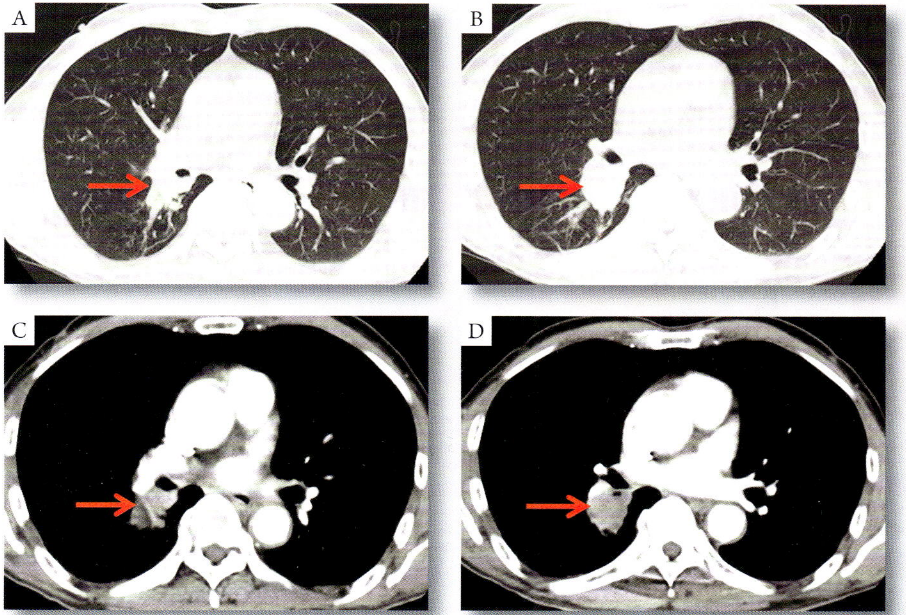

图4　右肺门中间支气管开口新生物

单孔胸腔镜肺切除术视频集

AME Publishing Company

右肺中下叶袖状切除术

http://ofjrm9t4r.bkt.clouddn.com/fjq-yfz.mp4

扫码在线观看手术视频

第三章　右上肺尖段切除术

病史

- 患者，女，69岁
- 因“发现肺部肿物1年余”入院
- 既往有结肠癌、乳腺癌病史
- 胸部CT提示：右上肺尖段GGO，直径约为12 mm (图5，图6)
- 手术方式：单孔胸腔镜右上肺尖段切除术+纵隔淋巴结采样术
- 术后3天出院

术后病理(T1aN0M0)

- (右上肺肿物+支气管切缘) 原位腺癌伴微浸润，大小约为1.2 cm×0.6 cm，支气管切缘阴性
- (第2、4组淋巴结) 0/2枚阳性
- (第7组淋巴结) 0/2枚阳性
- (第8组淋巴结) 0/1枚阳性
- (第9组淋巴结) 0/2枚阳性
- (第10组淋巴结) 0/3枚阳性
- (第11组淋巴结) 0/1枚阳性
- (第12组淋巴结) 0/1枚阳性
- (第13组淋巴结) 0/4枚阳性
- (第14组淋巴结) 0/1枚阳性

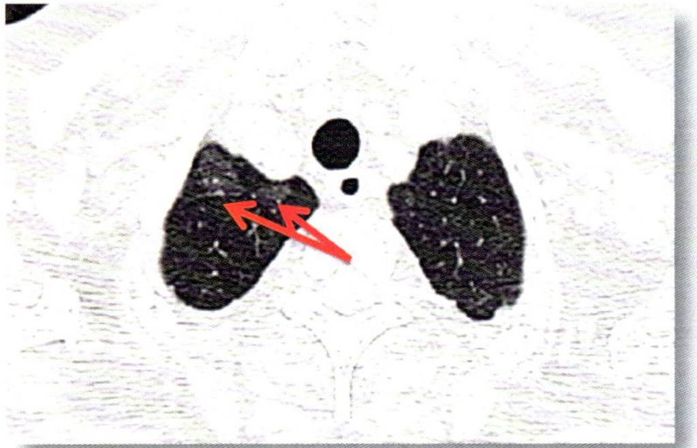

图5　右上肺尖段磨玻璃结节（第1、2个）

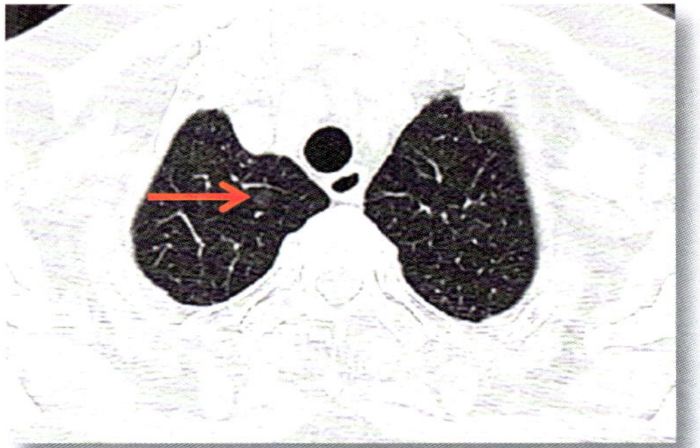

图6　右上肺尖段磨玻璃结节（第3个）

单孔胸腔镜肺切除术视频集 AME Publishing Company

右上肺尖段切除术

http://ofjrm9t4r.bkt.clouddn.com/fjq-ysfj.mp4

扫码在线观看手术视频

第四章　右肺下叶前内基底段切除术

病史

- 患者，男，73岁
- 因“体检发现肺部阴影1个月余”入院
- CT：右下肺和左上肺肿瘤，考虑肺癌可能性大(图7，图8)
- 手术方式：分期行右下肺前内基底段切除及左上肺叶切除术

术后病理(右侧：T2N0M0)

- (右下肺) 浸润性腺癌，腺泡型为主，并见乳头型，大小为1.6 cm×0.8 cm，肿瘤侵犯脏层胸膜，断端切缘及支气管切缘均阴性
- (第2，4组淋巴结) 0/4阳性
- (第7组淋巴结) 0/6阳性
- (第10组淋巴结) 0/3阳性
- (第11组淋巴结) 0/3阳性
- (第13组淋巴结) 0/1阳性
- (第14组淋巴结) 见少量肺组织，未见淋巴组织

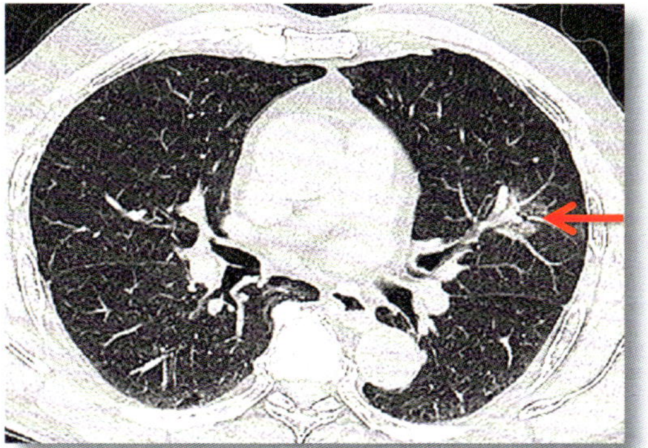

图7　左上肺结节位于固有段和舌段之间

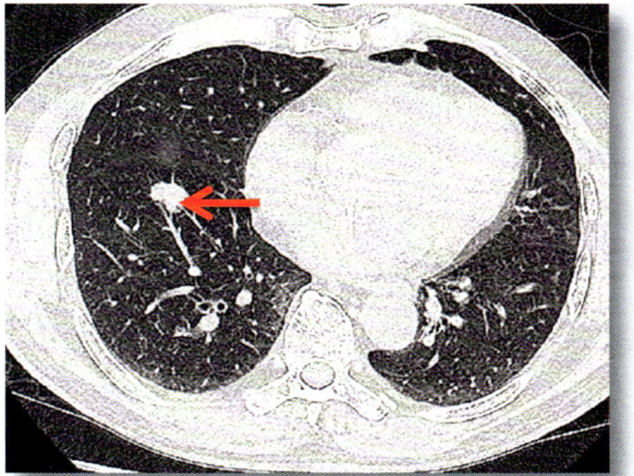

图8　右下肺基底段第7，8段结节

单孔胸腔镜肺切除术视频集 AME Publishing Company

右肺下叶前内基底段切除术

http://ofjrm9t4r.bkt.clouddn.com/fjq-yfx.mp4

扫码在线观看手术视频

第五章　左上肺癌根治+肺动脉成形术

病史

- 患者，女，57岁
- 因“咯血2周”入院
- 纤维支气管镜：左上叶尖后段支气管狭窄
- CT：左肺门肿瘤(图9，图10)

术后病理(T2aN1M0)

- 左上肺中分化腺癌，部分为黏液腺癌
- (第4组淋巴结)0/3枚阳性
- (第5组淋巴结)0/3枚阳性
- (第6组淋巴结)0/2枚阳性
- (第7组淋巴结)0/4枚阳性
- (第8组淋巴结)0/1枚阳性
- (第9组淋巴结)0/4枚阳性
- (第10组淋巴结)0/1枚阳性
- (第11组淋巴结)0/1枚阳性
- (第12组淋巴结)2/2枚阳性
- (第13组淋巴结)0/1枚阳性
- (第14组淋巴结)2/2枚阳性

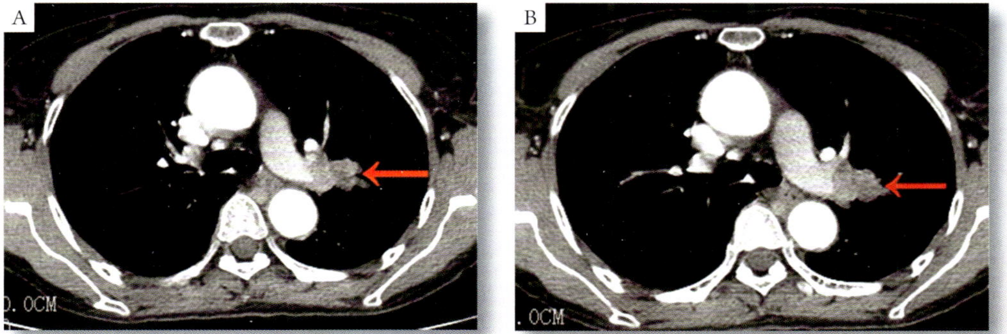

图9　左上肺肿瘤累及上肺动脉分支根部

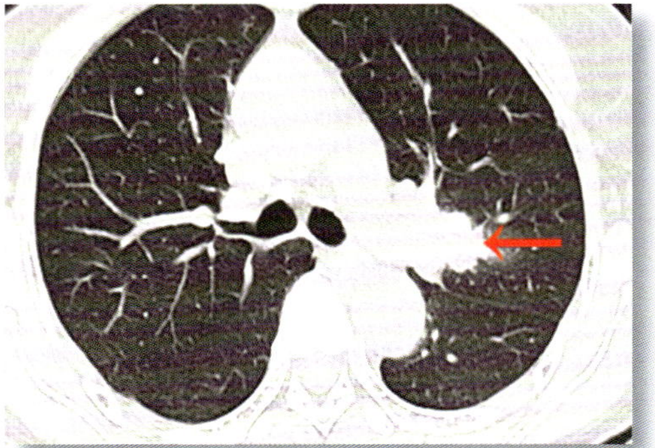

图10　左上肺肿瘤

单孔胸腔镜肺切除术视频集 AME Publishing Company

左上肺癌根治 + 肺动脉成形术

http://ofjrm9t4r.bkt.clouddn.com/fjq-zsf.mp4

扫码在线观看手术视频

第六章　左全肺切除术

病史

- 患者，男，59岁
- 因“胸闷1个月，发现左肺肿物2天”入院
- 入院后确诊为左下肺癌，病理诊断为腺癌
- 术前临床分期：T2N2M0
- 术前行培美曲塞+DDP，化疗2个疗程(PR)
- 手术方式：单孔胸腔镜左全肺切除术，术后5天出院

术后病理(T2bN0M0)

- (左全肺+支气管切缘) 浸润性腺癌，腺泡型为主，部分为乳头状生长，肿瘤大小为5 cm×2.3 cm，见神经侵犯，未见明确脉管侵犯，支气管切缘阴性
- (第4组淋巴结) 0/8枚阳性
- (第5组淋巴结) 0/1枚阳性
- (第6组淋巴结) 0/2枚阳性
- (第7组淋巴结) 0/6枚阳性
- (第10组淋巴结) 0/5枚阳性
- (第11组淋巴结) 0/5枚阳性
- (第12组淋巴结) 0/5枚阳性
- (第13组淋巴结) 0/2枚阳性
- (第14组淋巴结) 0/4枚阳性

新辅助化疗前CT(图11，图12)

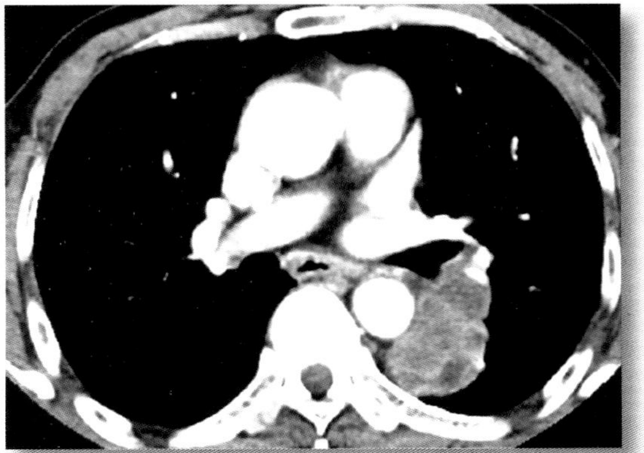

图11　新辅助化疗前左下肺肿块位于肺门部

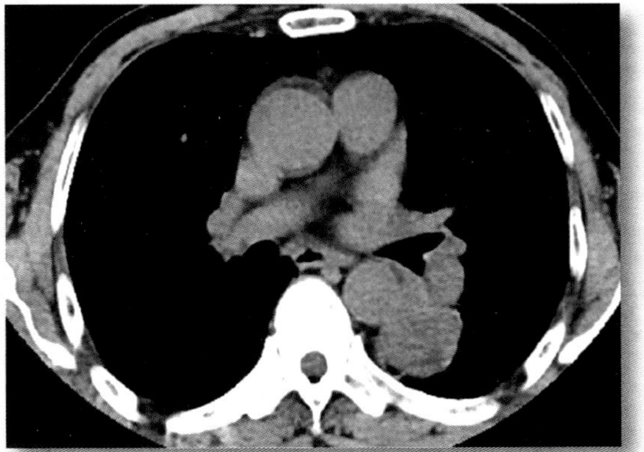

图12　新辅助化疗前左下肺肿块

新辅助化疗后CT(图13)

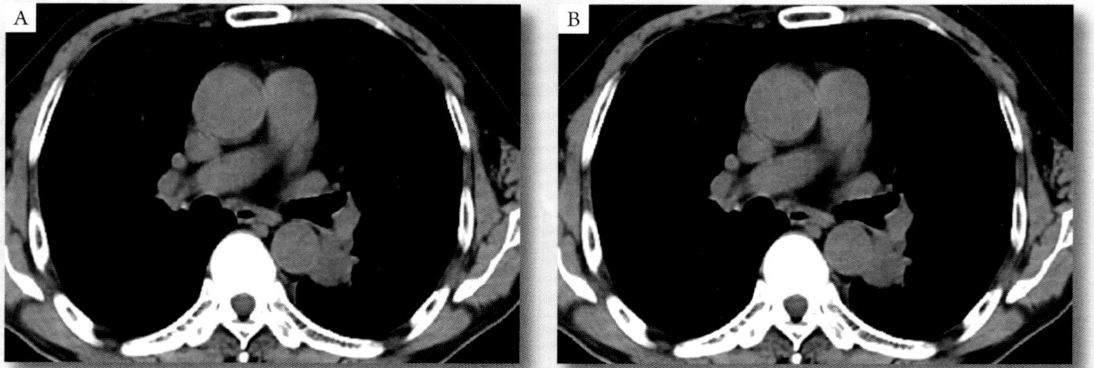

图13　新辅助化疗后肿块明显缩小

单孔胸腔镜肺切除术视频集 AME Publishing Company

左全肺切除术

http://ofjrm9t4r.bkt.clouddn.com/fjq-zqf.mp4

扫码在线观看手术视频

第七章　左上肺尖后段切除术

病史

- 患者，女，54岁
- 因“发现肺部肿物3个月余”入院
- 术前CT：左上肺尖段结节(图14)

术后病理(T1aN0M0)

- (左上肺尖后段) 原位腺癌伴微浸润，大小为0.7 cm × 0.5 cm，支气管切缘阴性
- (第4组淋巴结) 0/1枚阳性
- (第5组淋巴结) 0/2枚阳性
- (第6组淋巴结) 0/2枚阳性
- (第7组淋巴结) 0/1枚阳性
- (第10组淋巴结) 0/4枚阳性
- (第11组淋巴结) 0/2枚阳性
- (第12组淋巴结) 0/1枚阳性
- (第13组淋巴结) 0/6枚阴性
- (第14组淋巴结) 0/2枚阳性

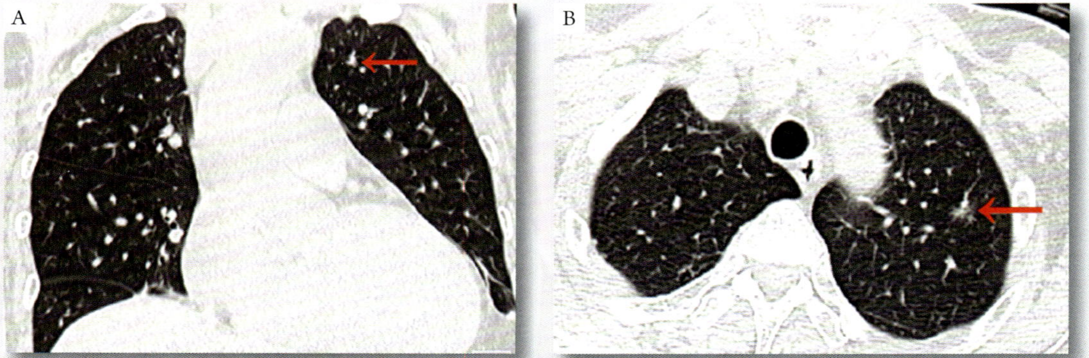

图14　左上肺尖段结节混合性磨玻璃影

单孔胸腔镜肺切除术视频集 AME Publishing Company

左上肺尖后段切除术

http://ofjrm9t4r.bkt.clouddn.com/fjq-zsfj.mp4

扫码在线观看手术视频

第八章　左上肺固有段切除术

病史

- 患者，女，47岁
- 因“体检发现肺部阴影2个月”入院
- 术前CT：左肺上叶前段见小片状磨玻璃样高密度影，内密度欠均匀，边界不清，大小约为10 mm×8 mm (图15，图16)
- 左下肺背段：小结节影

术后病理(T1aN0M0，两处病灶)

- (左肺上叶固有段) 原位腺癌伴微浸润(结合冰冻)，大小约为0.7 cm × 0.5 cm，支气管切缘阴性
- (左下肺背段) 原位腺癌伴微浸润，大小约为0.8 cm × 0.4 cm，断端切缘阴性
- (第4组淋巴结) 0/1枚阳性
- (第5组淋巴结) 0/4枚阳性
- (第6组淋巴结) 0/2枚阳性
- (第7组淋巴结) 0/1枚阳性
- (第10组淋巴结) 0/1枚阳性
- (第13组淋巴结) 0/1枚阳性

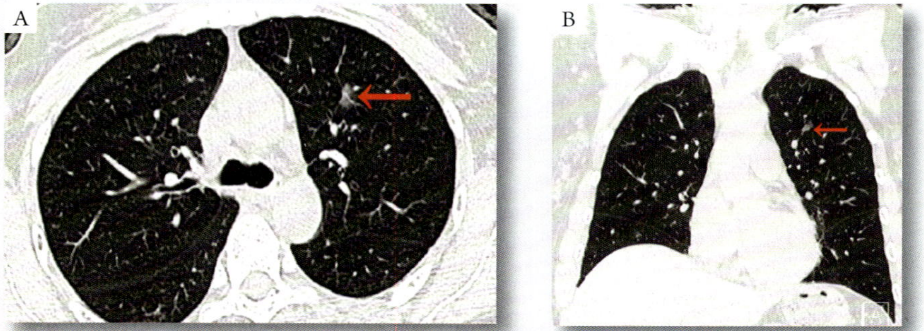

图 15　左上肺固有段磨玻璃影

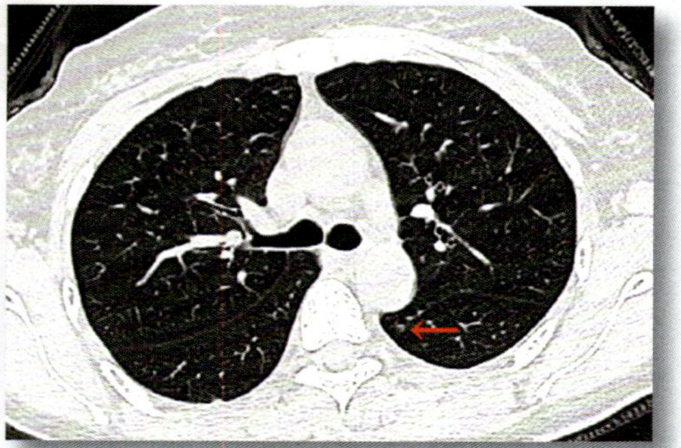

图16　左下肺背段磨玻璃影

单孔胸腔镜肺切除术视频集 AME Publishing Company

左上肺固有段切除术

http://ofjrm9t4r.bkt.clouddn.com/fjq-zsfg.mp4

扫码在线观看手术视频

第九章　左上肺舌段切除术

病史

- 患者，女，44岁
- 因“发现肺部结节1年半”入院
- 胸部CT提示：左上肺舌段结节，直径约为8 mm，无明显增大(图17)
- 手术方式：单孔胸腔镜左舌肺切除术+纵隔淋巴结清扫术
- 术后5天出院，术后曾出现乳糜胸，经保守治疗好转

术后病理(T1aN0M0)

- (左肺舌段) 浸润性腺癌，腺泡型为主，大小为0.5 cm × 0.4 cm，支气管切缘阴性
- (第5组淋巴结) 0/2枚阳性
- (第6组淋巴结) 见异位胸腺组织，未见明确淋巴结
- (第7组淋巴结) 0/3枚阳性
- (第9组淋巴结) 0/1枚阳性
- (第10组淋巴结) 0/5枚阳性
- (第12组淋巴结) 0/3枚阳性
- (第13组淋巴结) 0/5枚阳性
- (第14组淋巴结) 0/1枚阳性

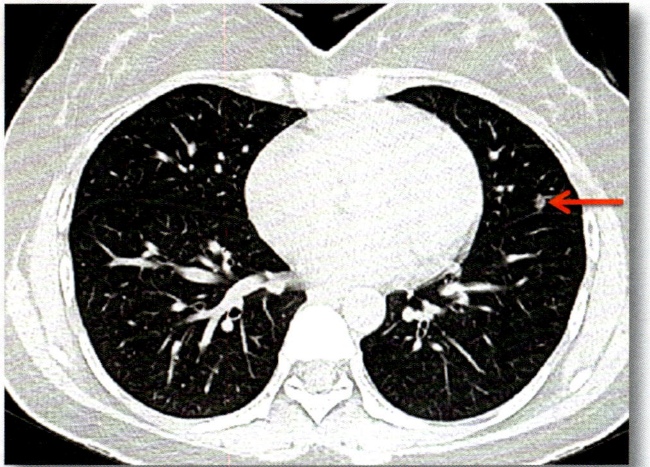

图17　左上肺舌段混合性磨玻璃影

单孔胸腔镜肺切除术视频集 AME Publishing Company

左上肺舌段切除术

http://ofjrm9t4r.bkt.clouddn.com/fjq-zsfs.mp4

扫码在线观看手术视频

第十章　左上肺切除术 (未剪辑版)

病史

- 患者，男，38岁
- 因“体检发现肺部阴影10余天”入院
- 胸部CT示：左肺上叶尖后段结节(图18)
- 手术方式：单孔胸腔镜胸左肺上叶切除+纵隔淋巴结清扫术
- 术后3天出院

术后病理(T2aN0M0)

- 左上肺浸润性腺癌，腺泡型为主，部分贴壁生长，大小为1.5 cm × 0.8 cm，肿瘤侵犯脏层胸膜，支气管切缘阴性
- (第4组淋巴结) 0/2枚阳性
- (第5组淋巴结) 0/4枚阳性
- (第6组淋巴结) 0/4枚阳性，另见异位胸腺组织
- (第7组淋巴结) 0/13枚阳性
- (第8组淋巴结) 0/5枚阳性
- (第9组淋巴结) 0/2枚阳性
- (第11组淋巴结) 0/3枚阳性
- (第12组淋巴结) 0/6枚阳性
- (第13组淋巴结) 0/4枚阳性
- (第14组淋巴结) 0/2枚阳性

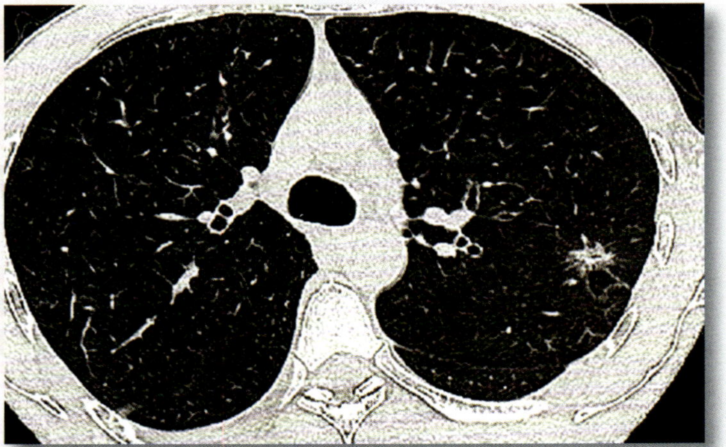

图18　左上肺后段混合性磨玻璃影伴有空泡征

单孔胸腔镜肺切除术视频集 AME

左上肺切除术 (未剪辑版)

http://ofjrm9t4r.bkt.clouddn.com/fjq-zsfqcs-quan-z.mp4

扫码在线观看手术视频

第十一章　右上肺切除术 (未剪辑版)

病史

- 患者，女，48岁
- 因“发现右肺肿物10余天”入院
- 胸部CT：右肺尖占位，考虑肺癌可能性大(图19)
- 手术方式：单孔胸腔镜右上肺叶切除+纵隔淋巴结清扫术
- 术后3天出院

术后病理(T1bN1M0)

- 右上肺：浸润性腺癌，腺泡型为主，大小为2.6 cm × 1.2 cm，支气管切缘阴性
- (第2，4组淋巴结) 5/12枚阳性
- (第3组淋巴结) 未见明确淋巴结
- (第7组淋巴结) 0/4枚阳性
- (第8组淋巴结) 未见明确淋巴结
- (第10组淋巴结) 0/3枚阳性
- (第11组淋巴结) 1/7枚阳性
- (第12组淋巴结) 0/2枚阳性
- (第13组淋巴结) 3/3枚阳性
- (第14组淋巴结) 0/3枚阳性

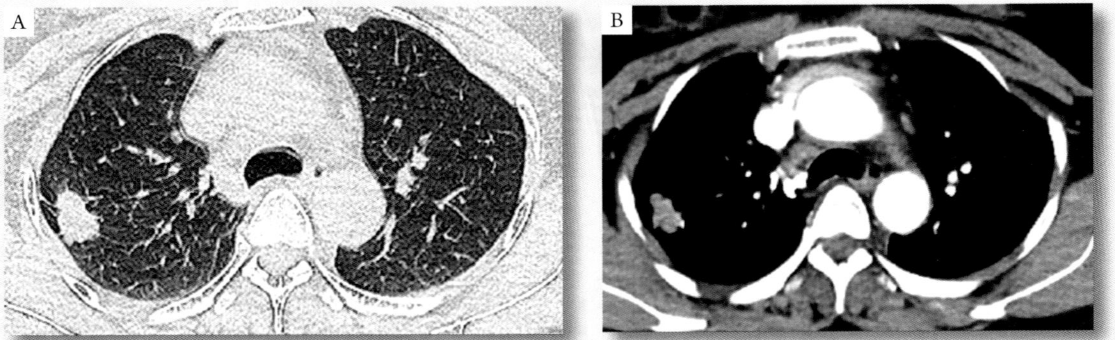

图19　右上肺肿瘤

单孔胸腔镜肺切除术视频集 AME Publishing Company

右上肺切除术 (未剪辑版)

http://ofjrm9t4r.bkt.clouddn.com/fjq-ysfqcs_1.mp4

扫码在线观看手术视频

第十二章　左全肺切除术 (未剪辑版)

病史

- 患者，男，57岁
- 因“体检发现肺部异常4天”入院
- 既往史：重度情感障碍30年
- 胸部CT：左上肺中央型肺癌伴前段阻塞性不张及炎症(图20，图21)
- 气管镜检查：左上叶开口结节样隆起，左下叶背段开口新生物
- 手术方式：单孔胸腔镜探查左全肺切除+纵隔淋巴结清扫术
- 术后2天出院

术后病理(T2aN2M0)

- 左全肺中央型低分化鳞状细胞癌伴大片坏死，大小约为4.5 cm×4 cm，浸润支气管内外及周围肺实质，浸润纵隔脂肪组织，见神经累犯，侵犯胸膜，支气管切缘阴性
- (第4组淋巴结) 2/4枚阳性
- (第5，6组淋巴结) 0/9枚阳性
- (第7组淋巴结) 0/8枚阳性
- (第9组淋巴结) 0/1枚阳性
- (第11组淋巴结) 0/3枚阳性
- (第12组淋巴结) 0/4枚阳性
- (第13组淋巴结) 0/2枚阳性
- (第14组淋巴结) 0/4枚阳性

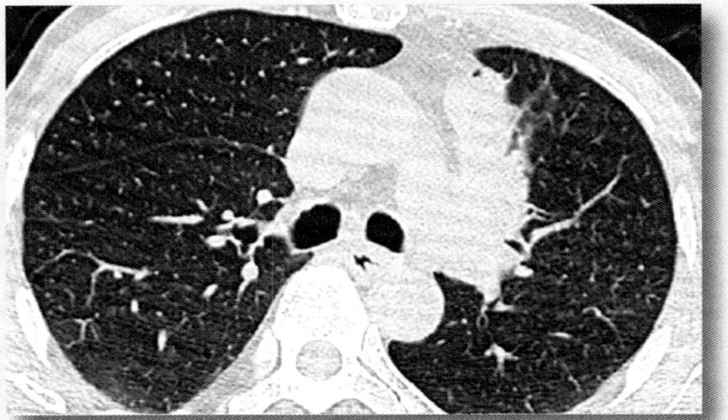

图20　左上肺肿瘤

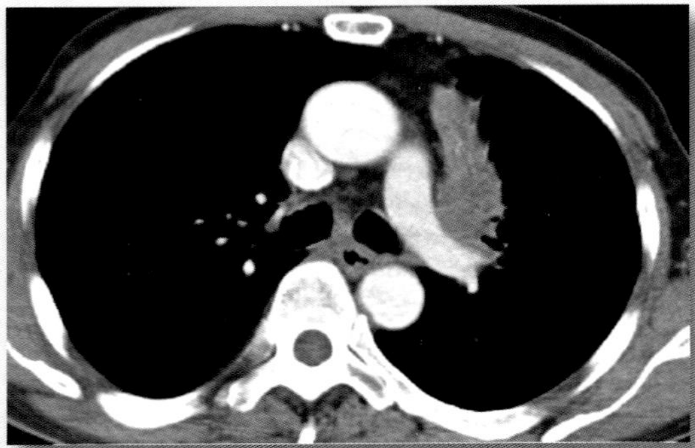

图21　左上肺肿瘤累及左肺动脉主干

单孔胸腔镜肺切除术视频集

左全肺切除术 (未剪辑版)

http://ofjrm9t4r.bkt.clouddn.com/fjq-zqfqcs-quan-zz.mp4

扫码在线观看手术视频

第十三章　右肺中下叶切除术 (未剪辑版)

病史

- ❖ 患者，男，70岁
- ❖ 因“咳嗽2月余”入院
- ❖ 既往史：冠心病、乙型肝炎
- ❖ 胸部CT示：考虑右肺中央型肺癌伴右肺下叶肺阻塞性肺炎(图22)
- ❖ 气管镜：右下叶支气管黏膜浸润性改变
- ❖ 手术方式：单孔胸腔镜右肺中下叶切除+纵隔淋巴结清扫术
- ❖ 术后出现持续肺漏气，无其他并发症，术后3周出院

术后病理(T2aN0M0)

- 术后病理：(右肺中下叶) 中分化鳞状细胞癌，大小约为4.5 cm×3.5 cm，可见脉管内癌栓，支气管切缘阴性
- (第2，4组淋巴结) 0/17枚阳性
- (第3组淋巴结) 纤维脂肪组织，未见癌
- (第7组淋巴结) 0/5枚阳性
- (第8组淋巴结) 0/2枚阳性
- (第9组淋巴结) 小块肺组织内见鳞状细胞癌
- (第10组淋巴结) 0/1枚阳性
- (第11组淋巴结) 0/2枚阳性
- (第12组淋巴结) 0/7枚阳性
- (第13组淋巴结) 0/1枚阳性
- (第14组淋巴结) 0/1枚阳性

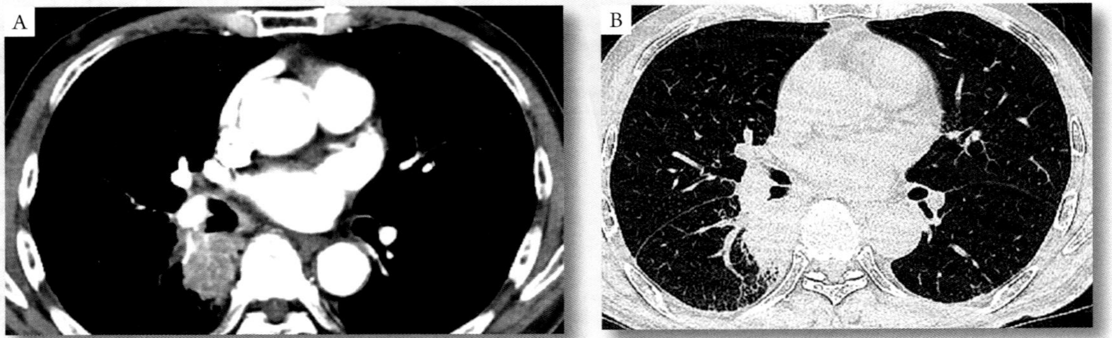

图22　右下肺背段肿瘤累及右下支气管开口

单孔胸腔镜肺切除术视频集

AME
Publishing Company

右肺中下叶切除术 (未剪辑版)

http://ofjrm9t4r.bkt.clouddn.com/fjq-yfzxyqc-quan.mp4

扫码在线观看手术视频

AME Publishing Company

李氏吻合

“免管免禁”

食管癌微创快速康复外科核心技术

主编：李印

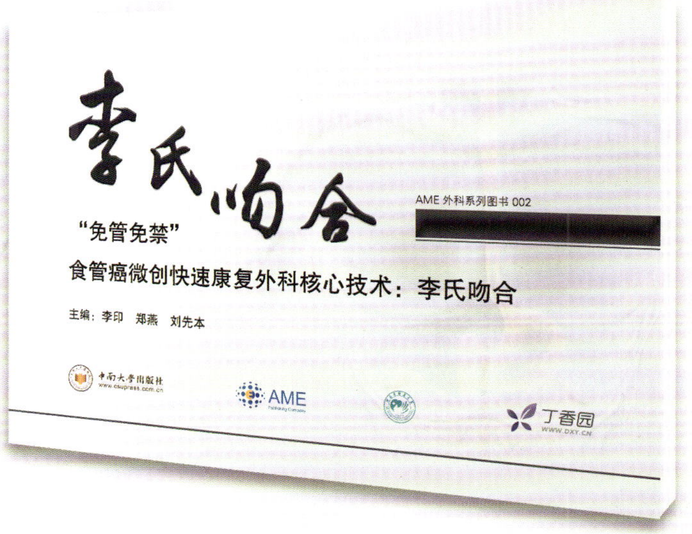

李印首创“免管免禁”加速康复模式，实现国际食管外科发展史上里程碑式技术创新

JOURNAL of THORACIC DISEASE

JOURNAL CITATION REPORTS 2016
2015 IMPACT FACTOR 1.649
© THOMSON REUTERS

AME Publishing Company

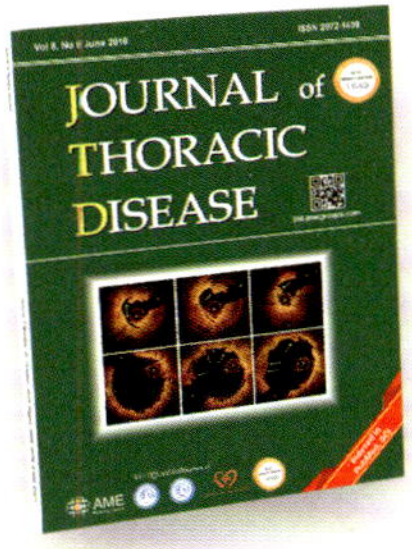

Scan to view the all the issues of JTD

"It brings great pleasure and honor to me and to my colleagues to be associated with the Journal of Thoracic disease. I would like to congratulate the members of the editorial board and the organizers of the journal on its recent impact factor announcement. As thoracic surgeons become a global group, I think the Journal of Thoracic Disease would provide another platform for us to learn and share our knowledge around the world."

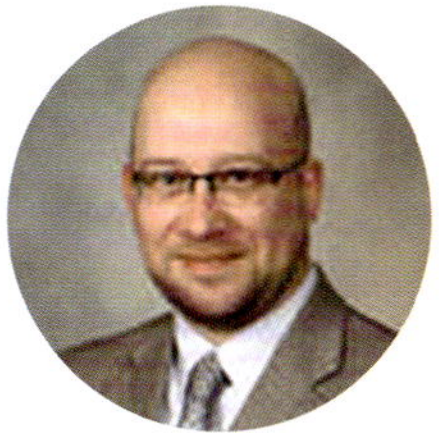

Stephen Cassivi
Editorial Board Member of JTD
Mayo Clinic, Rochester, Minnesota, USA

"I found it very enjoyable experience working with extremely professional, hardworking and dedicated staff committed to making the best educational value, making worthiness in terms of high technical representation videos and other novel transmission of information. And certainly it improves the experience for the readers and viewers."

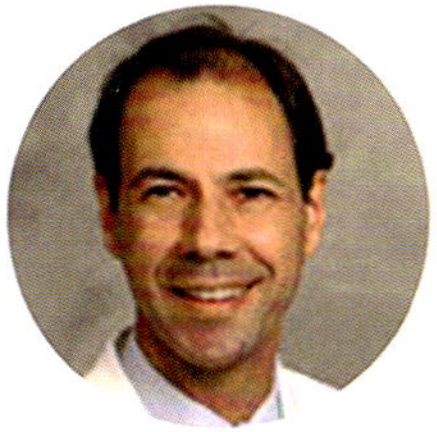

Thomas D'Amico
Editorial Board Member of JTD
Duke University Medical Center,
North Carolina, United States

"I am absolutely excited about this journal. It's a wonderful platform for thoracic surgeons to show the most complex researches and the most complex studies and development in the last year. So I wish all the best to this fantastic journal."

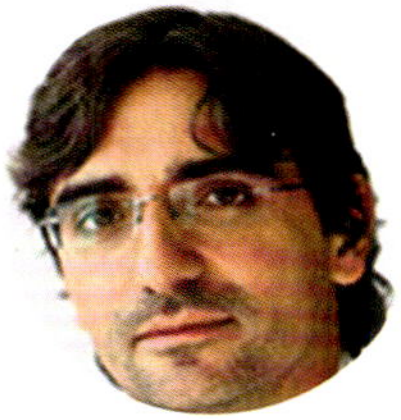

Diego Gonzalez Rivas
Editorial Board Member of JTD
Department of Thoracic Surgery,
Coruña University Hospital, Coruña, Spain

"Journal of Thoracic Disease has been so successful and so widely read and you will not believe how many surgeons are met in my career in the past few years that really congratulate on the success and the expertise of these journal producers. So we are very happy of the family of JTD and we hope to continue this successful road and we hope more and more readers to join and to share our happiness of this achievement."

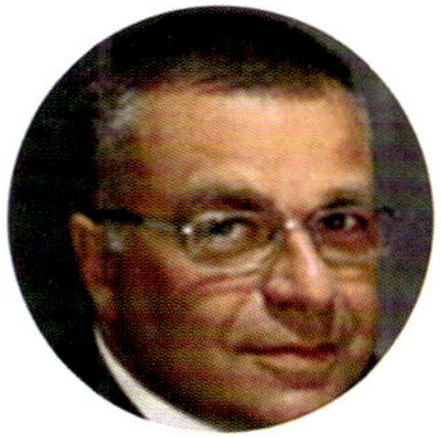

Gaetano Rocco
Deputy Editor-in-Chief of JTD
Division of Thoracic Surgery,
National Cancer Institute,Pascale Foundation,
Naples, Italy

"JTD is a really excellent journal. I think it's rising very rapidly on popularity. So I wish it well with the first impact factor. I am sure that this is a very good start for it to go to greater height in the near future."

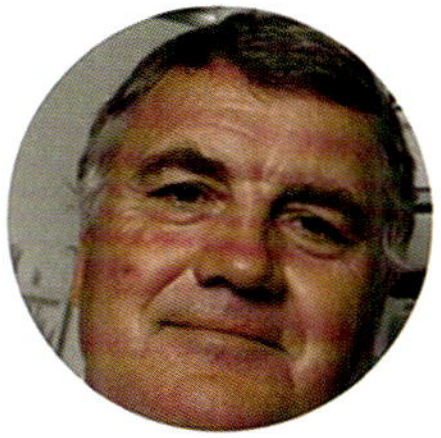

Peter Goldstraw
Academic Department of Thoracic Surgery,
Royal Brompton Hospital,
Imperial College London, London, UK